I0210839

Los nueve frutos del espíritu.
Derechos de autor © Yamilé Vicéns, 2020.
Todos los derechos reservados. San Juan, Puerto Rico.

ISBN 978-1-7355946-0-6

aceitesencialpr@gmail.com
www.yamilevicens.com

EMPRENDE CON TU LIBRO
Programa Emprende Con Tu Libro
Mentora en autopublicación: Anita Paniagua
www.emprendecontulibro.net

Edición y corrección: Yasmín Rodríguez,
The Writing Ghost, Inc.
www.thewritingghost.com

Diseño gráfico y portada: Amanda Jusino
www.amandajusino.com

Ilustración de entradas de capítulos: Anamar Romero
www.anamart.net

Fotografía de la autora: Génesis Alvarado
www.genesisalvarado.com

Pintura de la página 14 - *Una con Dios*: Zabdielys Fernández
Facebook e Instagram: Zabdielys_Art

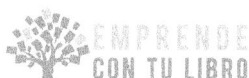

Ninguna parte de este libro puede ser reproducida o transmitida de ninguna forma y por ningún medio, sea electrónico o mecánico, incluyendo fotocopias, grabaciones y cualquier sistema de almacenaje o de reproducción, sin licencia escrita del autor.

***

Este libro y todo su contenido es resultado del conocimiento y pensamientos de la autora. Este libro no representa ni reclama ser otra cosa que la opinión sincera de la autora sobre los temas tratados. Las opiniones expresadas en este libro no representan las de ninguna empresa asociada a los aceites esenciales. El propósito del contenido de este libro es solamente informativo. Esta información no substituye ni elimina el consejo de profesionales de la salud, sus diagnósticos o tratamientos. Aunque la autora y su equipo de producción han hecho todo lo posible para garantizar que la información en este libro está correcta al momento de publicar, no asumen ninguna responsabilidad por cualquier pérdida o daño por causa de errores u omisiones.

Todas las citas bíblicas son de la versión Reina Valera Antigua (RVA).

Yamilé Vicéns

Los **9** frutos

del espíritu

Un viaje al bienestar
y a los secretos bíblicos
de los aceites esenciales

Dedicatoria

Este libro se lo dedico primeramente a Dios, que en su infinita misericordia me regaló todo este conocimiento, sabiduría y sobre todo, su amor incondicional. Gracias a *Yeshuah Ha Mashiaj,* mi novio eterno, y a su *Ruaj HaKodesh* (Espíritu Santo), que me guía y fortalece en todo momento. A ellos les pido con fe y me conceden el bien.

Este libro también se lo dedico a mi madre Lourdes Vicéns, que en paz descanse, quien fue mi maestra de primer grado, mi maestra de vida, mi consejera, mi amiga, mi hermana en la fe, que se me adelantó recientemente y ya es una con Dios permanentemente. Ella me enseñó a amar a Dios sobre todas las cosas y amar a mi prójimo como a mi misma. Durante su vida, me modeló su amor incondicional amando a mi padre, hermanos, a sus nietos y a mí, a quien, aunque cometí errores, supo perdonar y darme la oportunidad de honrarla hasta el final de sus días como dice la palabra en Efesios 6:2-3: «Honra a tu padre y a tu madre, que es el primer mandamiento con promesa, Para que te vaya bien, y seas de larga vida sobre la tierra». Gracias le doy a Dios y a la vida por dármela como madre, y si tuviera que volver a nacer, me gustaría tenerla otra vez. Mis últimas palabras, conscientes e inconscientes, fueron: «mami, sabes que te amo con todo mi corazón. ¡Ahora eres feliz con tu amado!».

Tabla de contenido

Dale la bienvenida al bienestar

¿Sabes que el cuerpo humano está capacitado para auto sanarse si le brindas las herramientas necesarias para llevarlo a cabo? No importa cuál sea tu malestar, aquí obtendrás la sabiduría necesaria para saber cómo traer bienestar a tu vida.

Si has sentido estancamiento, que tu vida no tiene propósito, fatiga emocional, no tomas buenas decisiones, te sientes airada o molesta, cambias de humor con facilidad y quieres cambiar esa naturaleza en ti, te invito a que aprendas cómo puedes lograrlo de una manera simple y efectiva.

Yo, Yamilé Vicéns, consultora de bienestar por más de quince años, amante de Dios y la espiritualidad y apasionada por los aceites esenciales, te enseñaré paso a paso cómo liberarte de esos obstáculos. Las personas que lean este libro aprenderán que, para obtener bienestar, lo que necesitan es decidirlo y comenzar este camino que los lleva a un lugar de plenitud consigo mismos. En este camino es vital que conozcas la importancia de ser una con Dios, dándole otra perspectiva al alma y empoderándote para tomar las riendas de tu cuerpo.

Te llevaré por el viaje de mi historia personal en el uso de los aceites esenciales. Con las anécdotas vividas e información adquirida en libros, seminarios, talleres y cursos en linea, te enseñaré cómo aplicar mi experiencia a tu vida. Este método funciona, y lo sé porque llevo nueve años usando los aceites esenciales diariamente. El mensaje que te traigo es uno de autoayuda y espiritualidad, para que las personas vivan más saludables, felices y libres. Aquí encontrarás herramientas que apoyan a tu cuerpo en su habilidad de sanar. Estas herramientas son: tomar consciencia de tu sanación, unirte a la divinidad que habita en ti siendo una con Dios, hacer un compromiso de cambio y establecer tu intención. Date la oportunidad de leer este libro, y dale la bienvenida a las terapias alternativas.

Además de aprender sobre las propiedades de los aceites esenciales, ganarás amor propio, confianza en ti misma, lograrás una relación intima con Dios y, como si esto fuera poco, al final encontrarás un reto de treinta días que podrás utilizar como guía. Todo este trabajo es verificable, pues si lo llevas a cabo como te voy a explicar en este libro, podrás comprobar los resultados en tu bienestar.

Antes de comenzar, me gustaría compartir algunos aspectos de mi persona que explican la forma en que voy a hablarte del tema de los aceites esenciales. Crecí y estudié en colegios católicos, y luego, las experiencias de vida me llevaron al cristianismo y después al judaísmo mesiánico. Por eso encontrarás terminología relacionada a la Biblia, ya que obtuve mi aprendizaje por esa vía y considero que en ella está todo perfectamente codificado. Utilizaré el nombre Dios al referirme al Ser Supremo, Creador, la Divinidad, El Eterno, Jehová, *Yaveh*, *Yaweh* o el Universo, como sea tu preferencia. Además, cuando mencione a *Yeshuaj Ha Mashiaj* me estaré refiriendo a Jesús el Mesías o Jesucristo, y cuando mencione al *Ruaj HaKodesh* me refiero al Espíritu Santo de Dios.

No pretendo plantear ninguna religión o denominación, sino más bien usar su simbología. Lo importante es que puedas beneficiarte de esta información básica independientemente de tu relación íntima y muy personal con la Divinidad. Para simplificar su aplicación, cada uno de los nueve aceites tiene una parte explicando la utilización del aceite esencial diario, una tarea para aplicar y una anécdota. El conjunto de estos aspectos te ayudará a medir cómo vas progresando personalmente, siempre recordando que somos seres humanos perfectamente creados pero vulnerables a fallar. No hay ningún problema con eso, solo necesitas el deseo de continuar. Trabajar con las emociones es algo diario y continuo.

Las emociones son indicadores para conectar con la voz del alma. Esto se logra cuando cambiamos nuestros pensamientos y nuestra mente. Por eso es tan importante sentir las emociones que están en tu mente, para que salgan a la luz en reacciones, pensamientos y otras consecuencias.

Mi pensar es que todo esto se hace más fácil con el uso de aceites esenciales, ya que son el instrumento directo de la mano de Dios para mi vida. El uso diario de los aceites esenciales ha fortalecido mi fe, moldeado mi carácter, he visto milagros de sanidad suceder ante mis ojos y puedo manejar mis emociones según los retos que me presenta la vida. Hoy puedo decir que tengo una vida más abundante y plena cada día, ganando amor propio para lograr la unión con Dios.

Con este libro quiero sembrar en ti la semilla del amor incondicional, pues eso es lo único que Dios busca, que lo ames desde tus entrañas, desde los tuétanos de tus huesos, desde donde habita el alma, que lo busques en espíritu y en verdad, que tengas intimidad y amistad con él diariamente, que cuentes con él en tus entradas y salidas y que te encomiendes a él en las noches. Verás que su fidelidad estará siempre contigo, y sus misericordias serán nuevas cada mañana. Si tenemos esta relación de amor pura con Dios, será posible amar a todos los demás, recordando que tu prójimo más cercano es el que vive contigo en tu casa.

Donde todo comenzó

studiar en colegios católicos y recordar siempre mi hambre de conocer a Dios me llevó por diferentes caminos. Una enfermedad de una tía muy querida y su milagro de sanación me llevaron a abrazar la fe cristiana. Entonces, para el 1998, recibí una grata visita de una amada pastora y amiga que llegó con un libro en la mano llamado *Israel, misterio y revelación* del autor Dan Ben Abraham. Jamás pensé que la lectura de ese libro iba a producir en mí un despertar espiritual tan revolucionario.

Mi impresión del libro de Dan Ben Abraham fue tan grande que, tan pronto finalicé su lectura, planifiqué ir a un seminario ofrecido por él en Davie, Florida. Recuerdo que fue en octubre de 1998 para la fiesta de los tabernáculos (sucot para los judíos). La fiesta de los tabernáculos (Levítico 23:34) es una de las siete fiestas solemnes establecidas por Dios. Es una celebración que se extiende por siete días durante la cosecha de otoño, en la cual se conmemoran los cuarenta años de travesía del pueblo de Israel en el desierto. Este evento fue una experiencia maravillosa, donde muchas piezas del rompecabezas de mi vida comenzaron a engranar. Sin embargo, una charla titulada *La novia del Mesías* cautivó especialmente mi atención, y me encargué de escucharla desde la primera fila. Quedé impresionada por la información recibida, ya que por primera vez pude relacionar que en una boda hay damas porque representan a las diez vírgenes que menciona el libro de Mateo 25:1.

Las diez vírgenes estaban convidadas a la boda y esperaban al novio, supuestamente preparadas con aceite en sus lámparas. Al llegar el novio, solo cinco estaban listas, llamadas «las prudentes», y las otras cinco se fueron a comprar más aceite, y a esas se les llamó «las insensatas». Solo hay UNA novia, y esa novia tiene que tener unas cualidades para ser escogida, así como fue escogida la reina Ester para el rey Azuero. Ser la novia conlleva una preparación física, mental, emocional y espiritual. De la misma manera, la labor de las iglesias es preparar al pueblo de Dios como si fuera la novia que él busca a su regreso como *Yeshuah H'Mashiaj*. Al tener esta revelación delante, y con lágrimas en mis ojos, hice un voto a Dios y le dije:

«quiero ayudar a otros a vestirse de novia. Ayúdame por favor.» Dios toma en serio los votos que una le hace en voz alta, como dice Números 30:6-7. Este evento fue tan transformador para mí, que comencé mis primeros pasos en la fe judeo-mesiánica tan pronto regresé a Puerto Rico, aprendiendo todo con mucha velocidad.

En el 2000 mi familia recibió, a través de una líder, una palabra profética de que seríamos los primeros de mi familia en vivir en Israel. Ese día no entendimos nada, pero en el proceso de entender la misión de las raíces hebraicas de la fe y aprender el desapego a lo material, logramos llegar a Israel en el 2004. La misión que entendimos mi esposo y yo, a raíz de haber leído el libro, fue que teníamos que hacer rectificación *(tikkun)* por nuestros ancestros, debido a que nos separamos de las raíces hebreas de la fe. En el judaísmo, hacer *tikkun* o rectificación es un acto de fe, donde reconoces la falta de tus antepasados por olvidarse de sus raíces hebreas. Este descubrimiento, y abrazar espiritualmente a nuestros antepasados con amor y compasión (no juzgándolos por lo que hicieron o dejaron de hacer), libera y transforma a las siguientes generaciones de la familia en nuestro árbol genealógico.

Nuestra travesía nos llevó a vivir dieciocho meses en Jerusalén (que está a 680 pies de altura sobre el nivel del mar) en una comunidad en frente a Belén. La «judeidad» en Israel no es por nacimiento, sino por el linaje de la madre. Existe una ley engavetada donde dice que, si pruebas que tus apellidos son judíos y vives como ellos, puedes hacerla valer. Así fue como lo logramos.

Durante ese tiempo se hizo la palabra de Dios viva y eficaz, como dice en el libro de Hebreos 4:12. También dice en el libro de 2 Pedro 1:19 que la palabra de Dios es la palabra profética más segura. Luego de probar nuestra «judeidad» en el tribunal de Jerusalén, Dios me dijo en el libro de Oseas 2:14: «Empero he aquí, yo la induciré, y la llevaré al desierto, y hablaré a su corazón». Mi traducción fue: «ve al desierto».

Llegamos a una villa en el pueblo de Arad que, para mi percepción, era bien árida espiritualmente, y así lo comprobé. Lamentablemente, en Israel hay mucha persecución contra los creyentes de *Yeshuah H'Mashiaj*. En la cuidad de Arad solo existía una comunidad mesiánica, la cual sufría de vandalismos constantemente. Al terminar nuestra reunión, éramos vituperados con improperios y nos gritaban maldiciones. En ocasiones nos seguían hasta nuestras casas, para luego vandalizar nuestros autos. En Jerusalén quemaron el edificio o lugar de reunión en varias ocasiones. La persecución puede llevar hasta a sacarte del país y perder tu nacionalidad simplemente por creer que *Yeshuah* es el Mesías de Israel.

Como madre de cuatro y educadora en el hogar, era mi responsabilidad escoger los temas de estudio para mis hijos. Entonces, en medio de una lectura en la mesa familiar, llega la porción bíblica del libro de Gálatas 5:22-23 titulada *Los frutos del espíritu*. Tuve la inquietud de instruir a mis hijos sobre ese tema, que dice: «Mas el fruto del Espíritu es amor, gozo, paz, paciencia, benignidad, bondad, fe, mansedumbre, templanza; contra tales cosas no hay ley». En el idioma hebreo, la ley es la Torá y se le llama Torá a la Biblia. ¡Qué emoción cuando te llega una revelación, una pieza mas del rompecabezas! Fueron como escamas que cayeron de mis ojos y me dejaron ver con claridad. Llegar a la conclusión de que si practicas estos nueve frutos y los haces parte de tu naturaleza o carácter no necesitas la ley, para mi fue como liberarme de algo que me incomodaba desde que llegué a Israel. Conocer que, además de los diez mandamientos escritos en el libro de Éxodo, existían 613 mandamientos del hombre adicionales, solamente para cuidar de esos diez mandamientos, encajó con las palabras de

Yeshuah que dice en el libro de Mateo 11:30: «Porque mi yugo es fácil, y ligera mi carga.»

Viví en Arad por doce meses, y encontré una tienda natural y saludable donde vendían aceites esenciales. Aquí fue que incursioné en el uso tópico de algunos aceites. Buscando un lugar más económico donde vivir, encontré un asentamiento *Yishuv* (urbanización) llamado *Saphir* (Zafiro) a una altura menor - 100 pies por debajo del nivel del mar - en el puro desierto. Frente a mi casa se veían a lo lejos las Ruinas de Petra, en Jordania, en el sur de Israel. Paseando por el sur visitamos el Museo Parque Nacional de Avdat, donde mostraban la historia de la ruta de las especies en el fuerte de los Nabateos (civilización que vivió en ese lugar).

Conocí que existe un camino desde Arabia Saudita y Jordania (Petra) que atraviesa Israel por Avnat hasta salir al mar Mediterráneo, en Telaviv. Ese camino se usaba para mercadear especias, resinas, hojas secas, flores y cortezas de árboles para convertirlas en costosos aceites esenciales. Aquí es donde toma color el asunto, pues al estudiar una vez más la historia de la reina Ester *(Hadassah)* justo antes de la pascua en una fiesta hebrea llamada *Purim*, me dí cuenta de que la reina Ester cumplió el tiempo de sus «atavíos», según la ley de las mujeres, pasando seis meses con óleo de mirra y seis meses con perfumes aromáticos y aceites esenciales (Ester 2:12). Esto fue como preparación antes de ser presentada al rey Asuero, al que le buscaban esposa.

En Mateo 25:1-13 se habla sobre los convidados a las bodas y las diez vírgenes. Apocalipsis 19:7-9 (bodas del cordero) habla de la iglesia como novia y que las vestiduras en lino fino son las acciones justas de los santos. Aquí se rasga el velo de mi revelación. La pieza que faltaba en mi rompecabezas fue tomar estas vestiduras de lino fino representativo con los nueve frutos del espíritu y hacer el traje de «La novia del Mesías», para preparar al pueblo de Dios para su venida. He aquí la clave de la enseñanza y cómo enseñar a otros a vestirse de novia.

Estos nueve frutos del espíritu son los nueve aceites esenciales que les voy a enseñar a usar.

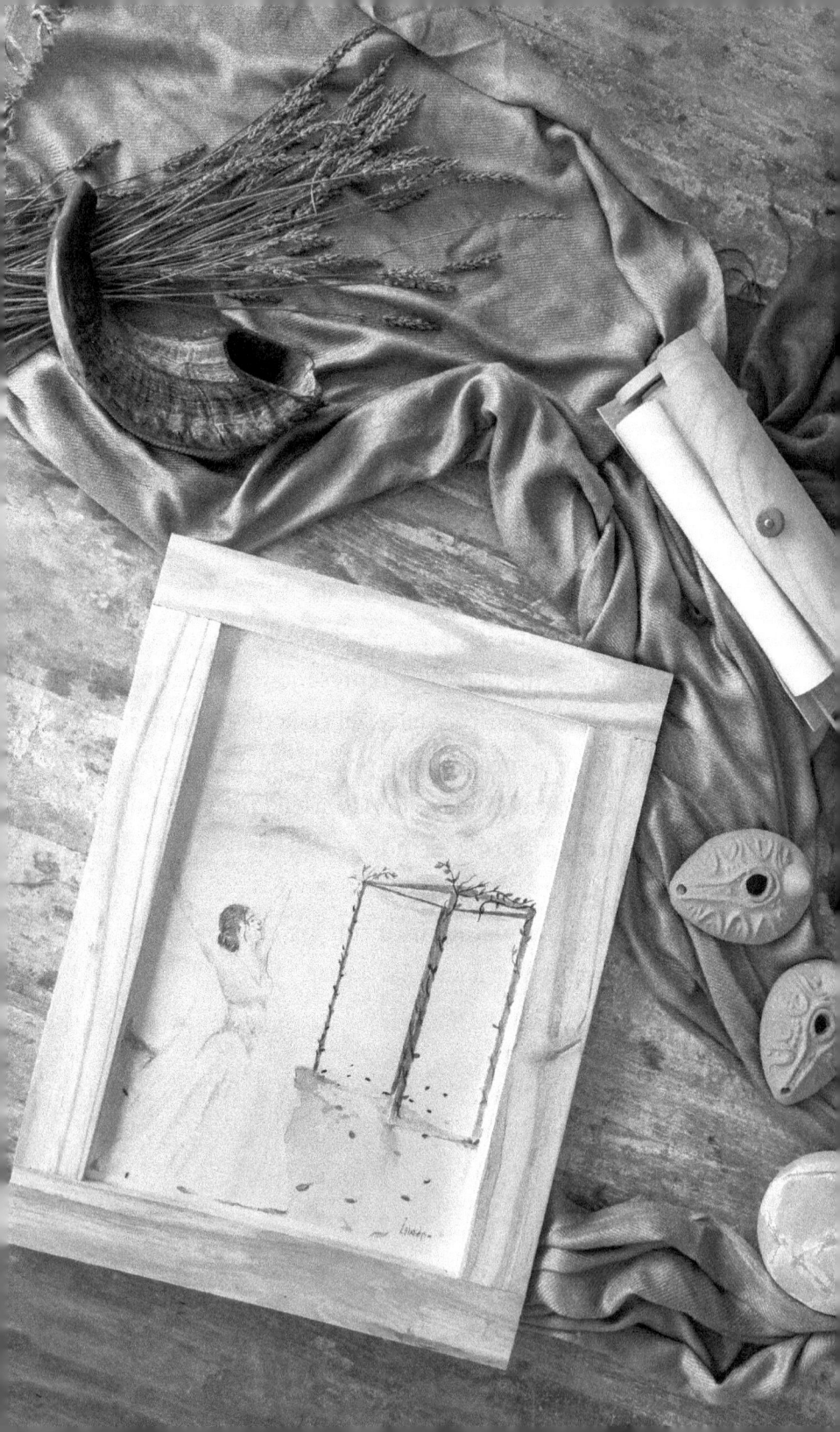

Una con Dios

El punto más relevante a la hora de mantenerte sano es que puedas llegar a ser una con Dios. Tal vez me digas: «yo creo en Dios, voy a la iglesia los domingos, rezo el rosario, oro y ayuno diariamente, creo en sus milagros, creo que Dios puede sanar y estoy agradecida de Dios». Todo esto está muy bien, pero lo que aprendí de ser una con Dios va un poco más allá de eso. Haz escuchado muchas veces que «Dios es amor». Nosotros somos alma, cuerpo y espíritu. El amor es el estado natural del alma, pero toma tiempo y conlleva trabajo que nuestro cuerpo lo reconozca.

Los primeros que no nos amamos somos nosotros mismos. Fíjate en qué te dices cuando te miras en el espejo. Observa qué piensas cuando rompes algo, escúchate cuando algo no sale como esperas, o cuando sacas malas notas en un examen o el jefe te llama la atención porque tu trabajo no estuvo bien.

Identifica lo que está pasando. Tal vez te insultas, o te rechazas, te auto-saboteas, te dices palabras soeces, te recriminas, te culpas o te avergüenzas de ti misma. Cada una de estas conductas lo que señalan es que no nos respetamos, y por consiguiente, no nos amamos. Así que, el amor propio es la clave para mantener la autosanación y es la base de todos los amores. Si te amas, te cuidas. Si te amas, no te destruyes. Si te amas, no te provocas dolor.

La energía del amor es la verdadera fuente de toda sanidad. El amor lo cambia todo, y la fuerza del amor levanta al quebrantado. El amor te hace libre de todas las emociones negativas que puedas sentir. El amor sobrepasa todo entendimiento. Puedo decir que el amor es la verdadera religión. El sentimiento del amor contiene la frecuencia vibratoria de energía más alta. Tienes que amarte tú primero para poder amar a otros, pues no puedes dar lo que no tienes. Si Dios es amor y nos creó, pues del amor venimos y al amor es a donde retornamos. Entonces, nuestra alma es amor. El libro 1 Juan 4:8 dice: «El que no ama, no conoce a Dios; porque Dios es amor», y 1 Juan 4:16 concluye, «Y nosotros hemos conocido y creído el amor que Dios tiene para con nosotros. Dios es amor; y el que vive en amor, vive en Dios, y Dios en él».

Te invito a que todos los días tomes unos minutos y te concentres en qué aspectos de tu vida vas a cambiar para amarte a ti mismo. Por ejemplo, hoy cuando te mires al espejo para maquillarte o peinarte, di en voz alta cuán bella eres. Di, «yo soy bella por dentro y por fuera». Si es tu nariz o tus labios lo que no te gusta, diles qué bien formados están. Háblate, dilo en voz alta, «yo soy creación divina, creada a imagen y semejanza de Dios, y tengo partículas divinas dentro de mi». De hoy en adelante, trabaja un aspecto diario cuando estés frente al espejo. Cambia los pensamientos que sabotean tu mente, o cómo te expresas de ti o de la manera en que comes, y en treinta días verás cuánto progreso has tenido y sentirás que te amas cada día un poquito más.

Dios no es un instante, Dios es una eternidad. Así, el amor no es un instante, el amor es una eternidad. Para unirnos a él como «La novia del Mesías», te invito a enamorarte de ti misma, como imaginándote a ese novio que te espera. Es como la llama que enciende todo el amor y la pasión, y no importa la espera terrenal, pues sabes que muy pronto serán uno y esas bodas llegarán. Ya sea que estás esperando esas bodas del cordero que menciona el Apocalipsis 19:7, «Gocémonos y alegrémonos y démosle gloria; porque son venidas las bodas del Cordero, y su esposa se ha aparejado». O tal vez crees que pasas a otro plano, o creas que tu alma trasmuta a otra dimensión, o a un paraíso. Lo que importa es que estés preparada, hayas hecho lo que se te ha encomendado en tu misión de vida, y que sobreabundes en AMOR. Tan importante es el amor, que en el libro de Juan 13:34-35 *Yeshuaj H' Mashiaj* nos da un mandamiento nuevo, y dice, «Un mandamiento nuevo os doy: Que os améis unos a otros: como os he amado. En esto conocerán todos que sois mis discípulos, si tuviereis amor los unos con los otros.» Juan 10:30 dice, «Yo y el Padre una cosa somos.»

Durante los tres años y medio que viví en Israel, aprendí muchas cosas de la cultura, tradiciones, comidas, especies, aceites esenciales, lugares sagrados, flora, fauna, siembras de frutas y vegetales, idioma hebreo, letras, números y todos sus significados, pueblos y países aledaños, sistema de seguridad del país, su plan de salud y su gente. Aprendí sobre un país que tiene tanto desierto (centro) como lugares donde puedes esquiar en la nieve (Golán-norte), que tiene la playa Eilat (sur), lugares tropicales (húmedos) como Galilea, montes bien altos (Monte Tabor), valles muy profundos *(Meguido)*, montañas muy rocosas *(Masada)* y ciudades tan sagradas como Jerusalén *(Yerusha-laim)*.

Israel es uno de los países más avanzados en descubrimientos científicos y una potencia en inteligencia militar (*Musaf*). A pesar de que sus vecinos quieren tomar su territorio y sus abastos de agua, es un país bendecido y protegido por Dios. De ellos también aprendí que tienen cuentos o historias (*Midrash*) referentes a cada libro de la Biblia y a los libros conocidos como apócrifos (entiéndase libros que no fueron considerados sagrados, algunos de ellos dejados fuera de la biblia).

Cantar de los cantares

Se cuenta que el Concilio de Nicea (concilio encargado de escoger los libros de la Biblia) no quería incluir el libro del Antiguo Testamento llamado *Cantar de los cantares*, pues lo consideraban material erótico. Gracias a Dios no fue así y lo incluyeron, pues tiene una riqueza poética y romántica maravillosa entre Salomón (rey de Israel) y la Sulamita (novia). O sea, el rey y la que su alma amó (capítulo 3:4).

Durante los diez meses que vivimos en Saphir (frente a Petra), me dediqué a estudiar un poco sobre este libro, y me enamoré del amor romántico, incondicional y perfecto que SÍ existe. El asunto es creer que existe para ti. Si lees los ocho capítulos de ese libro, te enamorarás del amor que se profesan, el respeto que sienten el uno por el otro y la abundancia en las referencias sobre aceites esenciales. Este rey es el prototipo del Mesías, y la novia, su iglesia. Voy a mencionar algunos de los versículos que me cautivan y hacen suspirar.

En el capítulo 1:2-3 dice, «¡Oh si él me besara con [besos] de su boca! Porque mejores son tus amores que el vino. Por el olor de tus suaves ungüentos, Por eso las doncellas te amaron». El versículo 12b dice, «Mi nardo dio su olor». El versículo 13 dice, «Mi amado es para mí un manojito de mirra, Que reposa entre mis pechos». El versículo 16-17 dice, «He aquí que tú eres hermoso, amado mío, y suave: Nuestro lecho también florido. Las vigas de nuestra casa son de cedro, Y de ciprés los artesonados». El capítulo 2, versículo 4b dice, «Y su bandera sobre mí fue amor». El versículo 10 dice, «Mi amado habló, y me dijo: Levántate, oh amiga mía, hermosa mía, y vente». En el capítulo 3:6 el cortejo de boda dice que viene la novia sahumada de mirra e incienso y de todo polvo aromático. En el capítulo 4 versículo 10-11 dice, «¡Cuán hermosos son tus amores, hermana, esposa mía! Cuánto mejores que el vino tus amores, Y el olor de tus ungüentos que todas las especias aromáticas! Como panal de miel destilan tus labios, oh esposa; Miel y leche hay debajo de tu lengua; Y el olor de tus vestidos como el olor del Líbano». El versículo 14 dice, «Nardo y azafrán, Caña aromática y canela, con todos los árboles de incienso; Mirra y áloes, con todas las principales especias». El capítulo 6, versículo 9a dice, «Mas una es la paloma mía, la perfecta mía». El versículo 10b dice, «[...] Hermosa como la luna, Esclarecida como el sol [...]». El capítulo 7 describe metafóricamente cómo cada parte de su cuerpo es esplendorosa y reitera su belleza y su amor deleitoso, y por ahí siguen ambos en cada uno de los ocho capítulos destilando sus sentimientos.

Enamorada del amor de Dios

Estar enamorada es la chispa que mantiene viva tu llama de amor, lo que te motiva a estar linda, arreglada y perfumada para el que ama tu alma (capítulo 3:4). Esa sensación sublime de sentir mariposas en tu estómago, que te hace pensar en él todo el día, que te hace soñar despierta, el aliento de cada día. Por estar enamorada, te cuidas, te amas, te motivas a ejercitarte para tu bienestar y a crecer personalmente cada día más. Por estar enamorada, no te conformas con estar encerrada en cuatro paredes jurando que ya tienes todo el conocimiento de Dios.

Dios es el estado de consciencia más sublime que un ser humano pueda alcanzar aquí en este planeta tierra. Tu amor por él hace que sigas buscándolo todos los días en oración, comunicación o meditación de la palabra de Dios, mientras que el amor de él hacia ti es incondicional, y conocerlo transforma tu vida. El capítulo 8:6-7 habla del poder del amor, que es fuerte como la muerte, y del fuego ardiente del amor, que ni mucha agua ni el río podrán apagarlo. Como puedes observar, la palabra de Dios está llena de anécdotas con aceites esenciales, ya que eran parte integral en la vida de las personas. Los aceites esenciales eran como su botiquín de primeros auxilios en los tiempos bíblicos.

Yo espero estar aportando un grano de arena en tu vida, para que así, tengas uno en tu casa. En la ceremonia del casamiento hebreo, la novia, debajo de una enramada que en hebreo se llama *Jupah*, le dice al novio y viceversa, *ani le dodi ve dodi li*, que significa, «yo soy de mi amado y mi amado es mío».

Volver a lo básico

Lo primero que debes saber para mantener tu bienestar es cómo fuimos creados, cómo nuestro cuerpo fue diseñado para sanar por sí mismo y qué alimentos Dios creó para que nuestro cuerpo funcione propiamente. Así como necesitamos tomar la mitad de nuestro peso en onzas de agua diaria, así necesitamos trabajar con nuestras emociones, que son las que moldean nuestro carácter. Lo que piensas es lo que sientes, y lo que sientes determina cómo actúas y proyectas tu carácter.

En el Proverbios 23, versículo 7 dice, «Porque cual es su pensamiento en su alma, tal es él». En el principio de la Biblia, Génesis 1:26-27 dice que nosotros fuimos creados a imagen y semejanza de Dios, de manera que tenemos el *chip* de perfección en nuestro ser, y cada célula de nuestro cuerpo está esperando ser manifestada.

Es necesario que conozcas varios asuntos de las emociones, para que puedas aprender a conocerte mejor. Para trabajar las emociones de una manera simplificada, y que se te haga el proceso más fácil, debes ser constante en trabajar con ellas y no obviarlas. Cuando sientas una emoción, haz una parada, respira profundo e identifica el sentimiento (lo que sientes). Si no sabes qué emoción es, analiza en qué estabas pensando, qué imagen vino a tu pensamiento, qué sensación física sentiste y como resultado, sabrás qué emoción es.

En el curso en vídeo del Dr. David Stewart llamado *Emotional Release with Essentials Oils*, aprendí que las emociones reprimidas nos impiden el acceso a la perfección de Dios. Las emociones almacenadas están vivas en nuestros centros de energía, y nos influencian durante el tiempo para que las mantengamos enterradas en nuestro ser. Las emociones atrapadas son traumas, ansiedades, preocupaciones y experiencias no procesadas que guardamos en nuestro sistema nervioso central, y son la fuente de todo lo que nos produce dolor y nos enferma. Las emociones negativas se quedan grabadas en nuestra memoria, y al ser confrontadas en alguna situación, afloran al punto de no poder lidiar con ellas, haciéndonos creer una realidad y percepción incorrecta de nosotros.

Las emociones inconscientes están dentro de nuestra memoria, y podemos perder el control en el momento en que se presentan.

Resolver viejos sentimientos y emociones es el primer paso para abrirnos a sanar, y nuestras células lo van a agradecer. Descubrir la memoria de perfección que hay en nuestro cuerpo nos permite manifestar la completa imagen y semejanza de Dios con que fuimos creados. Cuando decides resolver esas emociones, te haces consciente de tus pensamientos y sentimientos. Ocurre un hecho de fe para llevarnos a corregir esa verdad, como dice el libro de Juan 8:32, «Y conoceréis la verdad, y la verdad os libertará». Por consiguiente, nos movemos a un camino positivo y productivo con la experiencia y sabiduría que eso provoca. Además, te trae paz y alegría, aumentando tu sistema inmune. Al lograrlo, borramos ADN negativo y se abre un camino mental, emocional, físico y espiritual, y toda conducta o carácter inapropiado basado en esos viejos sentimientos desaparecen.

Entiéndase por ADN que es la molécula base de la herencia. Es un ácido nucleico que contiene la información de las características hereditarias de cada ser vivo y las secuencias para la creación de aminoácidos que generan las proteínas vitales para el funcionamiento de los organismos. En el libro *Los sentimientos que se entierran con vida nunca mueren*, la autora Karol K. Trumman explica que hay una conexión mente-cuerpo en el ADN. Cada pensamiento, sentimiento y emoción que experimentamos envía un mensaje a las células de nuestro cuerpo. Algunos mensajes son más intensos y profundos que otros. No obstante, cada célula se afecta negativa o positivamente.

El ADN y las células son impactados por cada sentimiento, pensamiento y emoción que encontramos, y la respuesta es registrada en el ADN. La profundidad y fortaleza del mensaje que recibe cada célula depende de la intensidad de la respuesta al mensaje y la intensidad de los sentimientos y pensamientos asociados a éste. Debido a esto, se crea una memoria celular que sale automáticamente del subconsciente cuando surge la necesidad, creando un gobierno en nuestras creencias y actitudes que guía nuestra conducta para el resto de nuestra vida.

Si te resistes a trabajar con todo esto, seguirás experimentando estancamiento, bloqueo, incertidumbre, falta de propósito, etcétera, y al cabo de un tiempo vendrá la enfermedad, ya que todas estas emociones son almacenadas en el cuerpo en los

centros energéticos, órganos, cerebro y corazón. Todas nuestras células se conectan con las emociones,
y estas a la vez con nuestro sistema inmune, que es
el ejército de nuestro cuerpo para combatir enfermedades y mantener nuestra salud.

El Dr. George H. Malkmus, en su libro *God's Way,
the Ultimate Health*, dice que volver a lo básico es lo
más importante para la auto sanación, y con esto se
refiere a respirar aire fresco, tomar el sol de la mañana,
ingerir agua pura, descanso adecuado, hacer ejercicio
regularmente, higiene interna y externa, comer alimentos, frutas y vegetales que nutran el cuerpo en su
estado natural (frescos y crudos). Si esto se practica
diariamente, la sanación es un proceso biológico
normal programado en nuestro ADN. En este camino hacia mi sanación, las herramientas más valiosas
han sido:

1. Tomar agua pura y mineral diariamente
2. Caminar y bañarme a la orilla de la playa cuando
   lo sienta necesario
3. Utilizar diferentes aceites esenciales por lo menos
   tres veces al día

Aceites esenciales

En estos días se habla y se escribe mucho sobre lo que es un aceite esencial, pero todavía hay mucha confusión. Desde el 2007, cuando comencé a utilizar los aceites esenciales como medicina para el cuerpo, la búsqueda de información, lecturas de libros, talleres y seminarios son la orden del día. Esto es un hambre de aprendizaje continuo.

En el 2010 conseguí una línea de aceites esenciales que se pueden consumir. Te explicaré de forma concisa y simple lo que eso significa. Un aceite esencial es el extracto puro de la destilación del prensado en frío o a bajas temperatura o al vapor de una hoja, flor, semilla, raíz, corteza o resina. Así como la sangre lleva oxígeno a diferentes partes del cuerpo, el aceite esencial lleva oxígeno a la sangre, impartiendo energía y vitalidad a las células. Cada aceite esencial está vivo. Se le llama «vivo» porque, a pesar de estar envasado, mantiene su frecuencia vibracional de energía según sus medidas en megahertz (MHz). Es importante que sepas que los teses o el prensado casero (entiéndase en morteros) jamás puede compararse a la pureza del prensado en una destilería, donde se mantienen los estándares de calidad.

Para preservar la calidad del aceite esencial, es importante cuidar desde la semilla, que no sea genéticamente manipulada, hasta el método de siembra, suelo, tiempo de cosecha, destilación y empaque.

Las moléculas de los aceites esenciales son lo suficientemente pequeñas como para circular a través del tejido, trayendo nutrientes a las células y sacando la basura de ellas. Pero para que esto suceda, se necesita que el aceite esencial sea 100% terapéutico y que así lo certifique su envoltura de empaque. Si quieres estar más segura, lee la etiqueta. El aceite esencial debe ser lo primero en la lista de ingredientes. Para que un aceite esencial sea puro, NO puede estar diluido en otros aceites bases como el de coco, almendra, ajonjolí, jojoba, etcétera. El que su etiqueta diga 100% natural, puro o clínico no garantiza la pureza del mismo. Me preguntarás por qué enfatizo tanto esto, y la contestación es sencilla: si tú quieres que un aceite esencial haga lo que dice que hace, sus propiedades tienen que tener un grado terapéutico de un 100%, y esto no debe ser negociable. Aquí puedes darte cuenta de la diferencia entre conseguir un aceite esencial de lavanda de origen cuestionable que te cuesta $5.00, versus uno con un 100% de grado terapéutico que te cuesta $15.00. Además debes saber, por razones de salud, que un aceite mineral o basado en petróleo tapa los poros y NO es un aceite esencial.

Las funciones de un aceite esencial son: llevar electrones y oxígeno al tejido y codificar información celular para el ADN. Hay tres maneras de utilizarlos: tópico, ingerido, e inhalado.

Si se usa de forma tópica, debes echarte una gota del aceite esencial en la palma de la mano y activarlo, moviéndolo con tu dedo índice dos vueltas en dirección de las manecillas del reloj. Esta es una manera fácil de recordar que hay que esparcirlo, y es tradición entre los «aceiteros». Luego, lo untas en las muñecas, cuello, las carótidas, la cervical hacia el cerebro y las sienes, o sea, en los puntos del pulso. Tan rápido como en unos minutos ya está en el torrente sanguíneo (según el libro *The Chemistry of Essentials Oils Made Simple de David Stewart*, página 55). También, puedes frotar las palmas de tus manos e inhalar, siendo este el mejor difusor manual que posees. Cuando tengas dudas sobre un aceite esencial, o quieras utilizarlo en infantes o niños, puedes untar el aceite esencial en las planta de los pies, que es el lugar seguro para aplicar aceites esenciales por vía tópica (según el libro *Guía de referencia de aceites esenciales de Life Science Publishing*, capítulo 5), o diluirlo con algún aceite base.

Es importante recalcar que los aceites esenciales inhalados en un difusor no tienen ninguna contraindicación para los seres humanos, por lo tanto, si usas un aceite esencial para una intención y notas que no hace nada, a los dos minutos puedes utilizar otro hasta que haga lo que está diseñado a hacer. Te doy un ejemplo: tienes un día estresante y utilizas una gota de aceite esencial 100% terapéutico de lavanda. Si notas que a los dos minutos sigues igual, utiliza otro aceite esencial diseñado para eso, y si a los dos minutos tampoco notas ninguna diferencia, utiliza otro aceite esencial hasta que obtengas el alivio que buscas. Todo depende de cuánto nivel de estrés tengas, y al final te darás cuenta de que en la combinación de aceites esenciales que hiciste, está tu fórmula personal. El aceite esencial, para ser ingerido, se debe mezclar a razón de una gota de aceite por cada cuatro onzas de agua, o una gota de aceite por cada cucharada de miel o aceite de oliva (según el libro *Guía de referencia de aceites esenciales de Life Science Publishing*, capítulo 5). Para inhalar el aceite esencial, echas de seis a siete gotas en agua en un difusor. El difusor hace que las moléculas se dispersen y entren por la nariz, llegando al sistema límbico localizado en el entrecejo, que es el centro de la memoria y las emociones.

La maravilla de un aceite esencial es que, cuando inhalamos, la glándula límbica envía un mensaje al cerebro sobre qué es lo que hay que sanar. Por eso, el olor de algunos aceites esenciales no nos gusta, pues nos trae memorias no gratas o traumáticas de los patrones emocionales escondidos. En mi aprendizaje personal sanando emociones, lo más que admiro de los aceites esenciales es que funcionan paulatinamente, o sea, a medida que apliques los aceites, comienzan a trabajar. Si sientes que vas lento, aplica más aceite, y si vas muy rápido, aplica menos. Es importante trabajar con nosotros mismos tan pronto se manifiesten estos sentimientos, emociones, pensamientos y patrones, de modo que podamos tomar control de nuestra vida y manifestar el potencial que llevamos dentro, alcanzando la sanidad. Utilizar los aceites esenciales para liberar emociones es el proceso más práctico y sencillo que he aplicado a mi vida, ya que vas liberando paso a paso una cosa a la vez según vas aplicando aceites esenciales. A medida que los utilices diariamente, notarás el cambio en ti.

En el libro de la autora Lynne McTaggart titulado *El experimento de la intención*, ella plantea que los pensamientos e intenciones son mucho más poderosos de lo que pensábamos, pues poseen una energía que puede cambiar la realidad física. El Dr. Gary Young, fundador de la compañía de aceites esenciales *Young Living*, dijo innumerables veces en sus conferencias durante las convenciones que utilizar un aceite esencial con una intención en específico aumenta la potencia del aceite, pues ese pensamiento o decreto se convierte en una oración al Creador. Por ejemplo, puedes usar una gotita de aceite de toronja para tomarla, inhalarla o untarla, con la intención de que te ayude a quemar grasas y mantenerte con la mente más alerta, enfocada y en calma. Verás cómo logras tus metas.

Los aceites esenciales se mencionan innumerablemente en la Biblia, y se les han llamado aceites bíblicos, aceites sagrados o aceites ancestrales. Se usaban para diferentes propósitos, desde la higiene hasta para rituales en el templo, unciones y sanaciones. Eran altamente costosos, y su valor de mercadeo en los tiempos bíblicos era uno de los negocios más populares, valiosos y sacrificados, desde Arabia Saudita hasta Israel. Mis estudios en los usos de los aceites esenciales y sus propiedades me llevan a concluir que son un tesoro que Dios nos dio y que ha sido olvidado. Yo lo llamo un secreto bíblico, ya que muchas personas creen los mitos de que su uso es solo para prácticas de hechicerías o rituales a otros dioses, y esto no es cierto. Desde el principio, en el libro de Génesis *(Bereshit)*, Dios creó las plantas, y luego menciona los aceites esenciales derivados de ellas cuando unge a reyes, sacerdotes y profetas. También los menciona cuando instituye el templo y da la receta de la santa unción en Éxodo 30:25, y además, como regalo de los tres sabios reyes (reyes magos) a *Yeshuah* para la sanación de enfermedades, entre otros.

Los frutos del espíritu - tus nueve herramientas

En el libro de la Biblia del Nuevo Testamento, Gálatas 5:22-23, dice, «22Mas el fruto del Espíritu es: [amor], gozo, paz, tolerancia, benignidad, bondad, fe, 23Mansedumbre, templanza: contra tales cosas no hay ley». En el primer capítulo te expliqué cómo llegué a la conclusión de que estas virtudes y cualidades son parte del traje de novia de «la novia del Mesías *Yeshuah*». Entiéndase por virtud un término que denota excelencia moral, que es el motor de las acciones rectas y dignas. Si tomamos este versículo y lo desmenuzamos, vamos a empezar a conocer más del carácter de Dios que él quiere que se refleje en ti.

El fruto es un símbolo de fertilidad, el espíritu es el Espíritu Santo de Dios *(Ruaj HaKodesh)* y la unidad es el carácter de Dios en nosotros. Si estamos unidos a Dios mediante el Mesías, estos nueve frutos florecerán, se producirán buenas obras y tendrás un buen testimonio de vida. Todo esto nos convierte en «la novia del Mesías». Recuerda que la transformación siempre ocurre de adentro hacia afuera.

Comenzaremos explicando cada una de las nueve virtudes y cómo trabajarlas de una manera simple y efectiva, donde lo que se requiere es tener consciencia del trabajo que vas a hacer, constancia, y compromiso contigo misma. Para muchas, la sanación pudiera ser inmediata, ya que depende de la medida de fe en Dios que posea cada una. Así, usamos los aceites esenciales como instrumento o vehículo para poder llegar al lugar donde se esconden las enfermedades, dolencias y emociones. Para otras puede ser paulatina, y acá se va a necesitar además de fe, consistencia y perseverancia.

Estos nueve frutos del espíritu los podemos dividir en tres grupos:

Hacia Dios	Hacia los demás	Para mí
Amor	Paciencia	Fe
Gozo	Benignidad	Mansedumbre
Paz	Bondad	Templanza

Durante los últimos nueve años he trabajado con mi lado emocional con el uso de los aceites esenciales, aumentando la cantidad de veces que los uso a diario. Aquí te lo explico de manera simple. Lo primero que debes de hacer es tener el compromiso contigo misma de perseverar hasta lograr ver estos frutos en ti. No dudes, porque la duda atrasa el proceso. Aunque no veas nada tangible, usa los aceites diariamente. No te rindas, voy a ti.

Para cada fruto del espíritu hay un aceite esencial, con el cual trabajarás por los próximos treinta días. Haz una breve oración, como por ejemplo; «Gracias, Dios, por esta oportunidad que me das para trabajar conmigo dándome sabiduría. Gracias, *Yeshuah*, porque de tu mano el camino es más fácil, y gracias, Espíritu Santo, por quitarme la venda de mis ojos para poder ver lo que quiero desarrollar en mí».

Recuerda: El uso diario del aceite esencial implica dejar caer una gota en la palma de tu mano, darle dos vueltas con tu dedo índice, ponerlo en las muñecas, sienes, cuello y luego, con el que te queda en la mano, hacer tres inhalaciones profundas con la intención en tu corazón. También puedes echar unas gotitas en el difusor, y para ingerir, diluyes una gota en cuatro onzas de agua o una gota en una cucharada de miel o aceite de oliva.

Herramienta 1

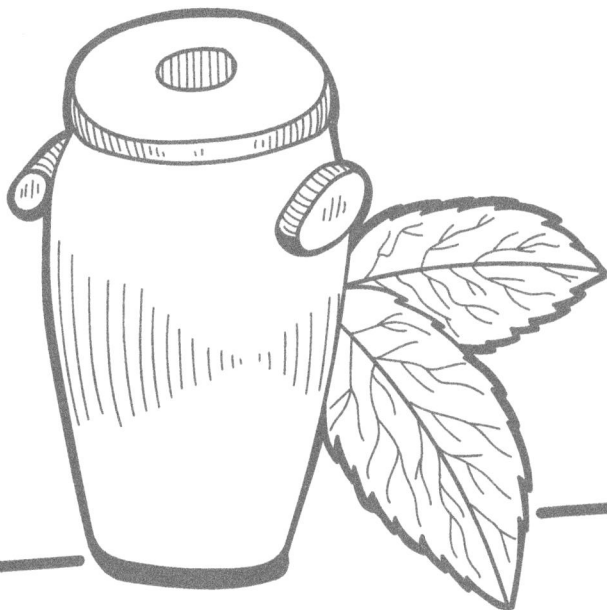

Amor:
Toronjil
(Melissa)

Amar es perdonar

La tercera vez que vi la película *Come, reza y ama*, en una escena vino a mi mente la imagen de una persona en mi vida a la cual no le había pedido perdón. En la mañana siguiente, al terminar mis oraciones y meditaciones, hice el ejercicio de pedir perdón metida en la escena, como en la película, y pasado unos minutos la persona me mandó un mensaje de texto. Yo quedé maravillada y muy agradecida. Fue mi confirmación de que el perdón se consumó.

Amor es la palabra en hebreo *ahavah*. Si somos hechos a imagen y semejanza de Dios, poseemos amor, pues Dios es amor. En Romanos 5:5 dice que su amor ha sido derramado en nuestros corazones.

El amor no se basa en emociones o sentimientos, sino que es una decisión de comprometerte a procurar el bien para ti y para los demás, independientemente de cualquier condición o circunstancia. A medida que buscamos el bien supremo, el amor se va expandiendo hasta que llegamos a ser amor para poder dar amor a los demás. Para que surja amor hasta el punto de enamorarnos de nosotros mismos, tenemos que perdonarnos primero. El amor de Dios nos faculta para practicar el perdón.

El primer paso es perdonarte a ti misma por los errores del subconsciente, por echarte culpas y por tener tu autoestima baja (decirte que estás gorda, eres fea, etcétera). Examina tus miedos, tristezas, iras, qué te avergüenza y cuáles son tus patrones y adicciones. Encara la insaciable necesidad de tu ego. Entonces, respira profundo, ríndete y comienza a perdonarte. Cuando te perdones, podrás perdonar a los demás (soltando cargas y dejando ir), y esto te hará libre. Gálatas 5:13 dice que «[...] a libertad habéis sido llamados».

Para trabajar el amor, utilizaremos el aceite esencial de toronjil (melissa) con la intención del perdón. El toronjil es un potente agente anti-viral. Ayuda a calmar y animar, al igual que te ayuda a remover bloqueos y balancear las emociones. Infunde positivismo a tu vida. Sirve de apoyo emocional y te ayuda a soltar cargas emocionales. Posee 102 MHz de frecuencia vibracional.

Cuando lo uses, hazlo con la intención en tu corazón de perdonarte a ti y a otros, mientras dejas ir las emociones negativas, lo cual es una parte importante para tu crecimiento personal. Toda persona que aparezca en tus pensamientos no está ahí por casualidad, sino porque debes presentarla en tu intención para que la perdones o que te perdone.

Tarea o reto: Antes de ir a la cama, haz un breve recuento en tu mente sobre cómo pasaste el día y si debes perdonar a alguien, comenzando contigo. Si encuentras que hay alguien, pídele perdón como si lo tuvieras de frente, luego le dices que lo sientes, que lo amas, agradece que has identificado eso en tu mente y duerme en paz. Verás como se abre el camino para que eso suceda en breve y tu corazón se llenará de amor.

Herramienta 2

Gozo:
Bergamota

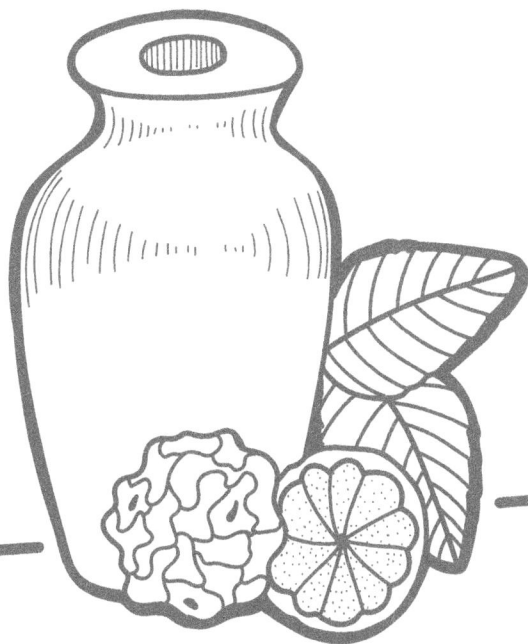

El gozo es un estado del ser

*T*engo una amiga muy querida, y ambas hacemos todo lo posible para arreglar nuestras agendas semanalmente y sacar un rato para darnos «terapia de risas». Exactamente eso hacemos, en forma literal. Comenzamos a conversar con esa intención, y los cuentos jocosos, situaciones en el lugar de reunión o recuerdos que vienen a la memoria nos hacen reír hasta que nos duele la panza. ¡Esta experiencia sencillamente es liberadora!

La palabra gozo en hebreo es *simjah*. En el libro de Juan 15:7-11 dice, «Si estuviereis en mí, y mis palabras estuvieren en vosotros, pedid todo lo que quisiereis, y os será hecho. En esto es glorificado mi Padre, en que llevéis mucho fruto, y seáis así mis discípulos. Como el Padre me amó, también yo os he amado: estad en mi amor. Si guardareis mis mandamientos, estaréis en mi amor; como yo también he guardado los mandamientos de mi Padre, y estoy en su amor. Estas cosas os he hablado, para que mi gozo esté en vosotros, y vuestro gozo sea cumplido». En Nehemías 8:10 dice, «[...] porque el gozo de Jehová es vuestra fortaleza». O sea, podrán venir aflicciones, pruebas, presiones o frustraciones, pero ellas no podrán destruirte.

El gozo es más que felicidad, y no depende de circunstancias. Sobre todo, no depende de tener dinero en el banco, ni salud o popularidad. Estar en gozo es un estado de conciencia que, a medida lo practiques conscientemente, se arraiga más a ti. Trabajaremos el gozo con esa intención y el aceite esencial de bergamota.

El aceite esencial de bergamota se utiliza para subir el ánimo y crea una energía magnética que trae felicidad al corazón. La bergamota suaviza el sistema endocrino y las hormonas. Apoya a reducir el estrés y la ansiedad, y ayuda con el insomnio, la tristeza y el pesar de una pérdida.

Tarea o reto: Diariamente, haz una actividad que te guste al punto que te apasione. Por ejemplo: corre bicicleta, haz ejercicios, matricúlate en una clase de danza o pilates, cultiva tu jardín, baila, canta, pinta, camina en la playa o bosque, etcétera. Tu corazón rebosará de gozo.

Herramienta 3

Paz: Mandarina

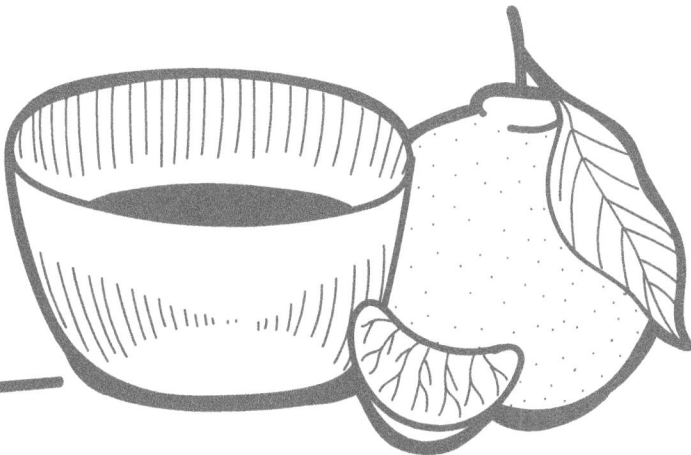

Tener paz es vivir en calma

A finales del mes de octubre del 2018, teníamos que hacer un pagaré para el cual no teníamos el dinero completo en la cuenta bancaria, y me sentí muy intranquila y en desasosiego. Llegó el mediodía. Comencé a hacer esta técnica de repetir siete veces la palabra *shalom* a la vez que usaba el aceite esencial de mandarina, pidiendo ayuda a Dios. Rápidamente sentí una paz que sobrepasa todo entendimiento, y vi cómo en los próximos días ocurrió un milagro y se resolvió esa situación.

Shalom significa «paz» en hebreo, y comprende muchos significados, entre ellos el estado de bienestar pleno físico, mental, espiritual y emocional. La paz es un estado de reposo, quietud y calma, Es una ausencia de lucha y tranquilidad. *Yeshuah H'Mashiaj*, como príncipe de paz, es quien la brinda.

En el libro de Romanos 8:16 dice que ocuparse del espíritu es vida y paz. Romanos 14:17 dice, «Que el reino de Dios no es comida ni bebida, sino justicia y paz y gozo por el Espíritu Santo». Filipenses 4:7-9 dice, «Y la paz de Dios, que [sobrepasa] todo entendimiento, guardará vuestros corazones y vuestros entendimientos en Cristo Jesús. [...] y el Dios de paz será con vosotros».

La paz significa vivir confiada, sin temor y contenta. Paz es vivir en armonía contigo misma y entre las personas que nos relacionamos. El experimentar paz aleja toda preocupación, intranquilidad y pensamientos angustiosos. La tan mencionada paz interior es alcanzada cuando tus pensamientos, cómo actúas y cómo te expresas tienen coherencia.

Otro aspecto importante y vital para entrar en un estado de paz es hacer consciencia y tomar control de nuestras respiraciones. La respiración es un acto involuntario que hace nuestro cuerpo para mantenerse vivo, donde llevamos aire a los pulmones. Entonces, el sistema respiratorio distribuye el oxígeno a las células de todo el cuerpo y separa el dióxido de carbono para expulsarlo. Esto es un acto que se hace automáticamente las veinticuatro horas del día, aún si estamos dormidos.

Traeremos paz a nuestra vida a medida que tomemos unos minutos para respirar consciente todos los días. Con esto me refiero a respirar profundo y luego botarlo por la boca lentamente, repitiendo unas tres a cinco veces. Utilizaremos el aceite esencial de mandarina con la intención de trabajar la calma en la paz. La mandarina puede actuar como sedante y ayuda levantar tu espíritu y ánimo, proveyendo un sentido de seguridad.

Puedes utilizar en ese momento la palabra *shalom* como *remah* o mantra, según tu preferencia (repítela en tu mente o verbalmente siete veces, que en la comunidad cristiana se conoce como el número de Dios). Hacer esto diariamente creará en ti un hábito que podrás utilizar durante el resto de tu día de presentarse alguna situación de desasosiego o intranquilidad en tu cuerpo, mente o espíritu.

Tarea o reto: Al levantarte en la mañana, y frente al espejo, haz tres respiraciones profundas y estira tus brazos en dirección al cielo.

Herramienta 4

Paciencia:

Geranio

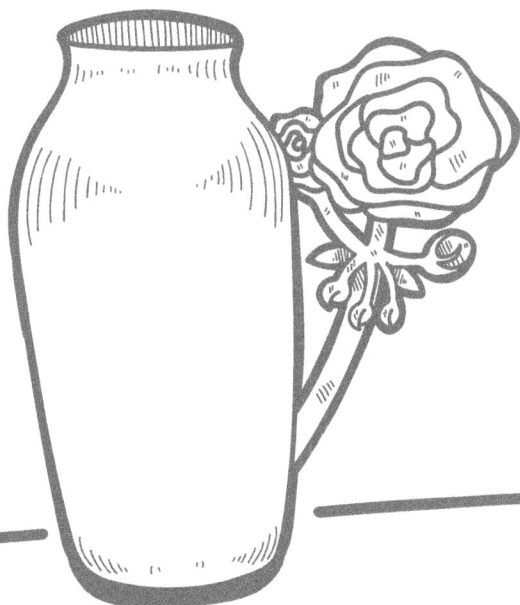

Tener paciencia es vivir en armonía

El huracán María nos dio lecciones a todos, ya que nos cambió la vida en muchos aspectos. Tuvimos que aprender a esperar en filas para la gasolinera, bancos y supermercado, y aprendí que la prisa solamente te lleva a un lugar seguro, que es la ira, o sea, a estar molesta contigo y todo tu entorno. En otras palabras, la paciencia se convirtió en una necesidad.

Otra anécdota en estos pasados meses fue compartir el aceite esencial de geranio con mi mamá en su etapa terminal de salud. Todas las tardes, al dejarla preparada para dormir, le untaba el aceite para crear armonía y que pudiera esperar pacientemente a su Dios. Él es el que conoce tu tiempo divino.

La palabra paciencia en hebreo es *orej apain*. La palabra indica suavidad, indulgencia, fortaleza, firmeza y caracteriza el amor verdadero y piadoso. La paciencia de Dios sabe cómo equilibrar la justicia y la misericordia. Es siempre de carácter redentor. La paciencia perfecciona el carácter de la persona. Si te fijas en la composición de la palabra, nos lleva a pensar que la paciencia es la ciencia de la paz. Así que en la Biblia la paciencia aparece luego de la paz con ese mismo propósito, que trabajes primeramente la paz en ti para poder pasar a la paciencia.

En el libro de Santiago 1:3-4 dice, «Sabiendo que la prueba de vuestra fe obra paciencia. Mas tenga la paciencia perfecta su obra, para que seáis perfectos y cabales, sin faltar en alguna cosa». En Proverbios 14:29 dice, «El que tarde se aira, es grande de entendimiento: Mas el corto de espíritu engrandece el desatino». La paciencia que el Espíritu Santo quiere desarrollar en nosotros es la misma que vemos repetidas veces en Dios. La forma en que Él sigue entregándose a nosotros por medio del Mesías es la manera en que hemos de entregarnos unos a otros, en Él y para Él.

Cuando desarrollamos paciencia, esta se convierte en una obra del *Ruaj HaKodesh* en nosotros, por medio de la cual deseamos comprender las acciones de otros y responder con esa comprensión en mente más que responder apresuradamente con la actitud de juzgar. La paciencia significa postergar las represalias cuando se es objeto de un agravio. Es ser lento para hablar y lento para enojarse. Es refrenar el impulso de responder o reaccionar de manera volátil en situaciones de desacuerdo, oposición, enfrentamiento o persecución. La paciencia implica sobrellevar los problemas de cualquier tipo sin quejarse, ya que la queja trae desconfianza y aplasta tu fe. Con la paciencia creas un estado de armonía, donde amas la espera que no te desespera hasta lograr aprender lo que es el tiempo de Dios, o tiempo divino.

Una vez llegas al estado de consciencia de paciencia, sientes armonía, porque estás balanceada con energía y vitalidad fluyendo por todo tu cuerpo. Trabajaremos el fruto de la paciencia con la intención de obtener armonía usando el aceite esencial de geranio. Este aceite tiene muchos usos y propiedades medicinales, pero su influencia aromática es lo más que quiero resaltar debido a lo que estás aprendiendo en este libro, y es que el geranio ayuda a liberar recuerdos negativos y alivia la tensión nerviosa, equilibrando las emociones. Si lo utilizas tres veces al día, comienzas a notar que te apoya al bienestar y la esperanza, animando tu espíritu y trayéndote paz.

Tarea o reto: Haz tres afirmaciones diarias referentes a la paciencia. Por ejemplo, «yo soy paciente en la fila del banco». «Yo soy paciente con mi jefe.» «Yo soy paciente con mis hijos.» Y así por el estilo.

Herramienta 5

Benignidad:
Abeto balsámico
(Balsam fir)

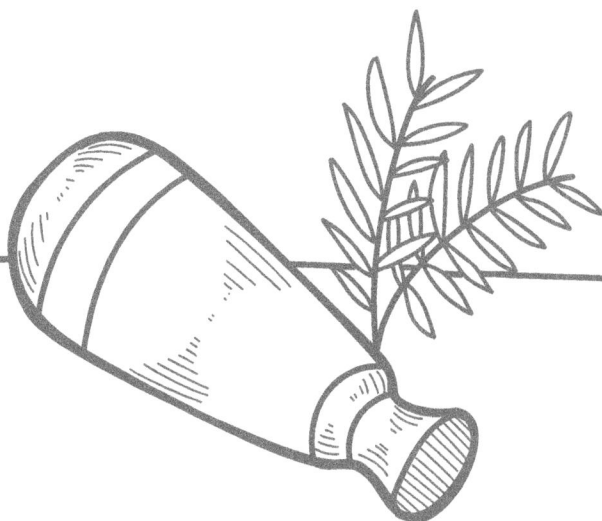

Benignidad significa vivir agradecida

L a enfermedad terminal de mi madre duró desde enero hasta mayo. Durante ese tiempo, traer la benignidad a nuestras vidas utilizando este aceite esencial (con la intención de sanar heridas en la familia cercana) fue muy asertivo. Sin importar el tiempo, las circunstancias, las ofensas dichas y los desaires hechos, el ser benigno trajo la reconciliación familiar que necesitábamos para continuar el proceso. Gracias, gracias, gracias a ese aceite maravilloso.

La palabra benignidad en hebreo es *nedivot*. La benignidad o benevolencia es simpatía y buena voluntad hacia las personas. Es la acción de temperamento agradable, donde se muestra aprecio y consideración por los demás. También se muestra dulzura y gentileza en el trato con otros. La palabra describe la habilidad de actuar para el bienestar de quienes abusan de su paciencia. El *Ruaj HaKodesh* borra la agresividad del carácter de quien está bajo su control. En Efesios 4:31-32 dice, «Toda amargura, y enojó, e ira, y voces, y maledicencia sea quitada de vosotros, y toda malicia: Antes sed los unos con los otros benignos, misericordiosos, perdonandoos los unos a los otros, como también Dios os perdonó en Cristo». Encontramos en el libro 2 de Timoteo 2:24: «Que el siervo del Señor no debe ser litigioso, sino manso para con todos, apto para enseñar [...]».

El que consigue desarrollar esta virtud de benignidad como regalo o don de Dios debe sentirse agradecido. Trabajaremos la benignidad con la intención o actitud del corazón de gratitud, y utilizaremos el aceite esencial de abeto balsámico.

El aceite esencial de abeto balsámico ayuda a desarrollar una actitud de agradecimiento, enlazando las bendiciones en tu vida. Apoya el progreso emocional y espiritual. Recuerda siempre la intención que estableciste al principio de comenzar esta tarea, que es traer bienestar a tu vida para que el cuerpo lleve a cabo la misión con la que el creador te diseñó: tu autosanación. Al crear balance y liberar emociones y actitudes tóxicas, tu sistema inmune y nervioso se libera y puede hacer mejor su trabajo. El aceite de abeto balsámico te ayuda a igualar y balancear

tus emociones, trayendo un sentimiento de apo-
deramiento. Este aceite estimula que el cuerpo se
sienta relajado, ya que apoya los sistemas nervioso
y respiratorio.

Tarea o reto: Haz una libreta de gratitud, donde todos los días escribas tres cosas por las que
das gracias.

Herramienta 6

Bondad:
Enebro
(Juniper)

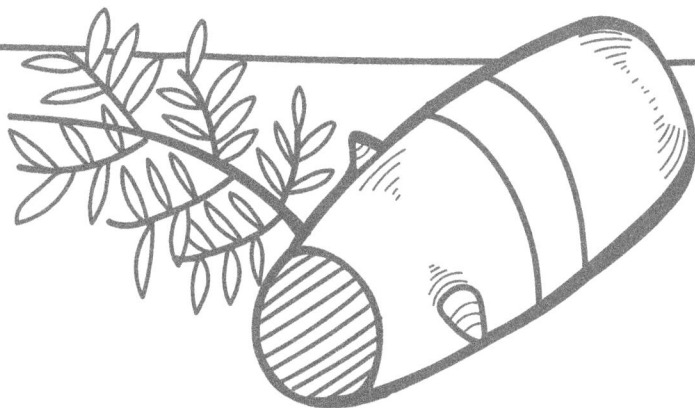

La bondad es la esperanza de transformarnos

Ayudar a otros es gratificante y enaltece tu espíritu delante de Dios. Utilizo el aceite esencial de enebro diariamente con la intención de tener la esperanza transformadora en mí. Así, puedo llevar a cabo actos de bondad, apoyando a otras familias de padres educadores en el hogar que necesiten información para que continúen con esa hermosa labor.

La palabra en hebreo para bondad es *jezer*. La bondad es una virtud y disposición constante a obrar bien. Es un deseo abundante de querer y hacer lo bueno. Es el deseo desinteresado de ser franco, generoso y sincero. Cuando te dispones a abrir tu corazón a la bondad, ocurre un intercambio de energía y ocurren milagros, en especial el de apreciación. Ahí te detienes, miras y escuchas a tu alrededor y comienzas apreciar todo en el tiempo presente, desde el silbido de un pajarito en tu ventana hasta las relaciones con los demás. Entiendes que el pasado ya pasó y que el futuro no existe, y aquí es donde comienza la transformación interior hacia la bondad. La única fuente de bondad proviene de Dios. En Gálatas 6:9 dice, «No nos cansemos, pues, de hacer bien [...]». En el libro de Efesios 2:10 dice, «Porque somos hechura suya, criados en Cristo Jesús para buenas obras [...]».

Trabajaremos la bondad con la intención de tener la esperanza de transformarnos, y para esto nos ayudará el aceite esencial de enebro *(juniper)*. Este aceite esencial te permite restaurar tu fe, conectándote con sentimientos de estabilidad y fortaleza cuando se utiliza en inhalaciones, o sea, en un difusor o untado en las palmas de tu mano para inhalar.

El enebro ayuda a limpiar y desintoxicar la mente, el espíritu y tu cuerpo y es muy beneficioso para la piel. El enebro, en su influencia aromática, evoca sentimientos de salud, paz y amor, ayudando a elevar el estado de consciencia. Su nivel de energía aproximado es de 98 MHz.

Tarea o reto: Dale una limosna a algún necesitado que encuentres en tu camino, da la propina debida cuando te sirvan en un restaurante y recompensa a un huérfano o viuda con una compra de alimentos.

.

Herramienta 7

Fe: Ylang Ylang

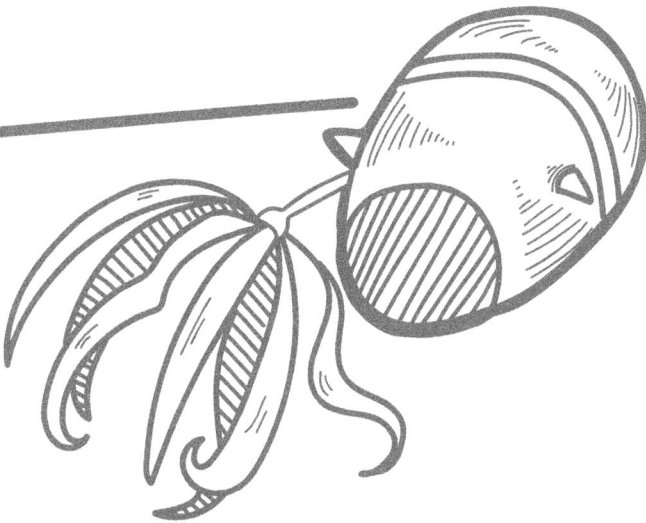

Tener fe es creer en ti

e encanta aprender mientras leo. En las mañanas, después de mi periodo de oración y meditación usando el aceite esencial, siempre vienen a mi mente temas de ayuda personal para estudiar, y siempre que lo hago me doy cuenta, al final del día, de que era el tema que necesitaba para afrontar las situaciones que se suscitaron. Aprender a confiar en tu intuición para poder discernir es lo más que te ayuda para aplicar la fe. Hacer algo porque te viene a la mente, y al rato confirmar o validar que eso era lo correcto, es como ver abrir el mar rojo frente a tus ojos... Simplemente es maravilloso.

La palabra en hebreo para fe es *emunah*. La palabra «fe» tiene solo dos letras, pero abarca mucho poder. Tiene el poder dinámico que moviliza la energía contenida en las promesas de Dios. Se traduce como convicción, confianza, creencia, dependencia, confiabilidad, fidelidad, integridad, lealtad y persuasión. La fidelidad refleja tanto la plenitud como la inmutabilidad de esa confianza o confiabilidad, como un rasgo del carácter del creyente. Como Dios es fiel y confiable, el Espíritu Santo puede desarrollar esta característica en ti. La fe es la certeza de lo que se espera y la convicción de lo que no se vé (Hebreos 11:1). Por eso, en la Biblia hay un capítulo entero que habla sobre la fe, donde te das cuenta de que todo lo espiritual lo rige esta gran palabra.

Trabajaremos la fe con la intención de creer que el aceite esencial de Ylang Ylang nos ayudará en el desarrollo de la misma. Este aceite esencial te ayuda a balancear tu sistema emocional y circulatorio. Sin importar si lo que necesitas es un empuje de poder mental, o liberar tu estrés, el aceite te lleva a sentir sentimientos de fuerza y fe cuando lo usas en inhalaciones. Te ayudará a remover las barreras emocionales y pensamientos negativos. Serás capaz de alcanzar tu verdad y tu potencial ilimitado. Este aceite vigoriza tus sentidos y transforma tu vida.

Tarea o reto: Escribe diariamente tus actos de fe en una libreta, y en poco tiempo tendrás un diario donde verás cuántos milagros has creado en este proceso.

Herramienta 8

Masedumbre: Mirra

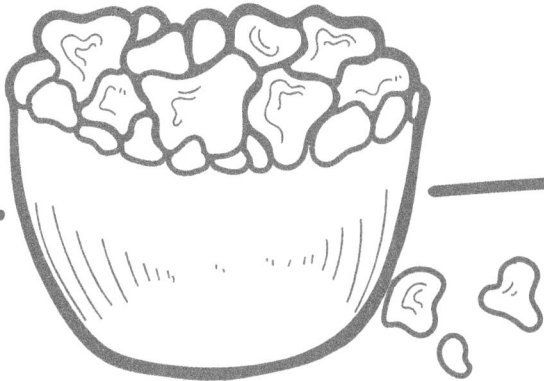

La mansedumbre es una actitud del corazón

Mi desafío constante es ser mansa y humilde cuando alguno de mis hijos adolescentes desobedece alguna regla en el hogar o no hace lo que se le pida. Ahí es donde rápidamente busco mi aceite esencial de mirra para calmarme. Otra situación en la cual he visto cambios es en mantenerme trabajando en mi ego, haciéndome consciente y presente de que está ahí para sobresalir. Ahí es cuando me afianzo en la humildad para poder contrarrestar esta lucha interna y poder ser mansa de corazón. La Biblia dice que los mansos heredarán la tierra.

La palabra en hebreo para mansedumbre es *anavah*. La virtud de mansedumbre se refiere al que es de trato suave y tarda en airarse. «Mas tú, Señor, Dios misericordioso y clemente, Lento para la ira, y grande en misericordia y verdad» (Salmo 86:15). La mansedumbre es una disposición de tu corazón de manera pareja, tranquila y equilibrada a través del espíritu, sin pretensiones y manteniendo las pasiones bajo control. La mansedumbre también se conoce como humildad con sentido de poder, no de debilidad ni pasividad. La persona que posee esta cualidad perdona los injurios, corrige las faltas y gobierna muy bien su propio espíritu. Su comportamiento es apacible como consecuencia de tener fortaleza y autoridad, lo cual le permite aplacar el enojo en otros sin recurrir a amenazas o temor.

La mansedumbre y la humildad van siempre juntas. En el libro de Mateo 11:29 dice, «Llevad mi yugo sobre vosotros, y aprended de mí, que soy manso y humilde de corazón; y hallaréis descanso para vuestras almas». La mansedumbre es una actitud del corazón que controla nuestra disposición para con los demás, demostrando una sumisión voluntaria a Dios y a su palabra. Se caracteriza por la consideración a otros, sobre todo en cuanto a tener control de nuestra ira, ego y orgullo.

El aceite esencial de mirra es el que utilizamos con la intención de trabajar la mansedumbre y alcanzar la humildad, ya que es el fundamento emocional de fuerza que promueve una profunda alerta espiritual y emocional. El aceite esencial de mirra sacado de la resina es muy conocido, ya que fue uno de los tres regalos que le hicieron los tres sabios de oriente al niño *Yeshuah* al nacer. En los tiempos bíblicos fue utilizado en el ungüento sagrado del templo, en Jerusalén, y también para ungir reyes, profetas y sacerdotes. Históricamente, se utilizó en rituales religiosos, y su valor científico medicinal es incalculable, ya que posee innumerables propiedades curativas. Su origen es del Medio Oriente, por lo que siempre ha sido uno de los aceites esenciales bíblicos más vendibles y costosos. Es importante destacar que, en su composición química, estimula el sistema límbico en el cerebro, que es una glándula localizada en el interior del entrecejo. Al inhalar el aceite esencial de mirra, se despierta el centro de la memoria y las emociones. El quemador de la resina de mirra en mi habitación es muy práctico para esto.

Tarea o reto: Cuando te sientas con coraje o ira, camina treinta y tres pasos hacia el frente y regresa con treinta y tres pasos más (aproximadamente un minuto). Digo treinta y tres pasos como honra a la edad de Jesús. Respira profundo varias veces y ponte en el lugar de la otra persona. Analiza si vale la pena sentirte así. Cambia de perspectiva, cambia la forma de ver las cosas y las cosas cambiarán.

Herramienta 9

Templanza:
Incienso

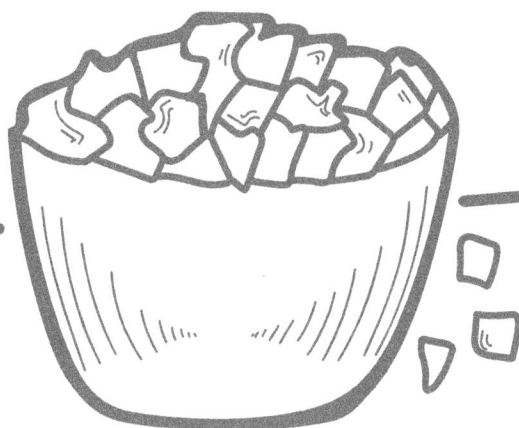

Templanza significa
ser dueña de ti misma

*U*tilizar el aceite esencial de incienso diariamente en mis oraciones y meditaciones me ha servido para perderle el miedo a todo y enfrentar las situaciones de vida con la valentía que corresponde. Esto es así, porque ese aceite te mantiene enfocada y concentrada en el aquí y el ahora, para poder estar alerta y tomar las decisiones correctas en todo momento.

La palabra en hebreo para templanza es *jatznea*, que significa dominio propio. La templanza es ser dueña de ti misma, es la capacidad de controlar nuestras emociones y acciones y de estar en armonía con la voluntad de Dios. En la Biblia, se refiere a la posibilidad de que el *Ruaj HaKodesh* te de el poder necesario, de ser solicitado, para que poder abstenerte de manera espontánea de cualquier cosa que pueda impedirte cumplir la tarea que Dios te ha encomendado.

La palabra abstenerse se relaciona con el dominio propio de:

1. Los deseos carnales (1 Pedro 2:11)
2. Toda especie del mal (1 Tesalónica 5:22)
3. La ira (Proverbios 16:32)
4. La lengua (Santiago 3:1-10)
5. Las pasiones sensuales (2 Pedro 1:4-8)

Para desarrollar la templanza en nosotros, intencionalmente trabajaremos el dominio propio utilizando el aceite esencial de incienso, que promueve sentimientos de valor, fuerza, coraje y protección. El aceite esencial de incienso ayuda a alinear tu cuerpo, equilibrando la mente, las emociones, lo físico y lo espiritual. Te ayuda a enfocarte y a mantenerte alerta. En los datos históricos es considerado el «aceite de la santa unción». En la Biblia se menciona más de cincuenta veces.

El incienso era muy valorado en la antigüedad. Lo conocían como el oro, pues solo aquellos con gran riqueza y abundancia lo poseían. Se utilizaba como el remedio de todos los males imaginables conocidos por el hombre, y fue otro de los regalos de los tres sabios al niño *Yeshuah*. En los tiempos de su ministerio se utilizó por sus poderes de unción y sanación. Tiene muchas propiedades y usos científicos y emocionales, y su influencia aromática promueve la oración, meditación, mejora la actitud y enaltece el espíritu.

Tarea o reto: Las veces que te den un corte de pastelillo, te saquen el dedo del corazón mientras guías o te toquen bocina, sonríe, échale una bendición al otro y dile TE AMO. Verás cambios espontáneos a tu alrededor de inmediato.

Exhortación final

Yo aprendí que, una vez decides caminar en la autosanación, todo se convierte en vías con propósitos para que puedas llevar tus tareas a cabo. Debes estar muy pendiente en tu presente, aquí y ahora, para utilizar cada suceso como aprendizaje y ver dónde tienes que sanar. Este es un trabajo que se logra poco a poco y diariamente. No hay competencia, vas a tu paso. La clave es no rendirte o desanimarte cuando surja alguna situación que creas que habías superado. No pienses que echaste tu trabajo por la borda, eso no es cierto, es tu mente saboteándose. Sigue al que ama tu alma, a tu creador, al que con amor te formó en el vientre de tu madre. ¡No desmayes, persiste, persevera, sigue, sé valiente!

Te invito a que vivas hoy como si fuera el último día de tu vida. Hoy es el día más importante, pues el pasado ya pasó y el futuro no existe.

Disfrútalo intensamente con lo que tienes, con lo que hagas, deja la queja, sé feliz, ríe, salta, brinca, canta, baila, juega, viaja, pasea, pero sobre todo, ama con pasión (pasión es poner paz en tu acción). Sé libre y expresa tu amor hoy, diciéndole a las personas cuanto les amas sin esperar nada a cambio. Observa a esa otra persona, mira su lenguaje corporal o su reacción ante lo que escucha, y eso te dirá cuán receptiva está esa persona a amar o cuánto miedo tiene a expresar amor. Ayuda a sanar a otros, pues somos todos uno. Expresar amor rompe todo tipo de barreras ideológicas, políticas, religiosas, de prejuicios, etcétera. Ser amor es la nueva religión. Estoy 100% segura de que ese fue el mensaje principal que vino a enseñar *Yeshuaj H' Mashiaj*, y que fue malinterpretado hasta la muerte. Pero, si él venció esa cruz para hacernos libres, entonces nosotros podemos ser amor.

Reto para obtener bienestar en treinta días

Esta rutina sencilla que te voy a explicar creará una disciplina en ti, y al finalizar podrás notar tu transformación. Utilizando los nueve frutos del espíritu, toma un fruto diario dos veces al día, al levantarte y al acostarte. Vas a hacer estas recomendaciones:

Haz una breve oración, como por ejemplo: «Gracias, Dios, por esta oportunidad que me das para trabajar conmigo. Gracias, *Yeshuah*, porque de tu mano el camino es más fácil, y gracias, Espíritu Santo, por quitar la venda de mis ojos para poder ver en mí lo que quiero desarrollar o lo que tengo que sanar.»

Fruto	Intención	Aceite Esencial
Amor	Yo soy amor, yo me perdono	Toronjil *(Melissa)*
Gozo	Yo tengo gozo en mi alma	Bergamota
Paz	Yo soy paz y tengo calma	Mandarina
Paciencia	Yo vivo en armonía	Geranio
Benignidad	Yo soy agradecida por todo	Abeto balsámico
Bondad	Yo vivo con esperanza	Enebro *(Juniper)*
Fe	Yo creo en mí	Ylang Ylang
Mansedumbre	Yo soy humilde	Mirra
Templanza	Yo tengo dominio propio	Incienso

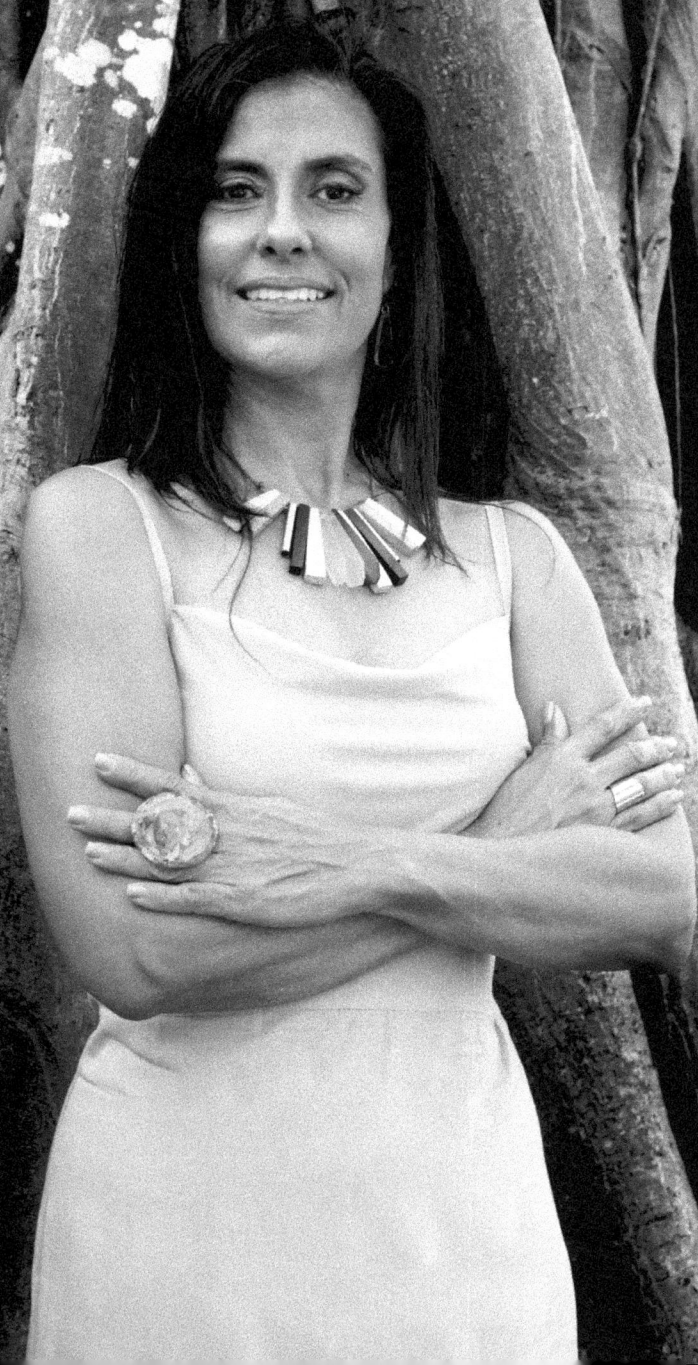

*Y*amilé C. **Vicéns Basset** es una mujer apasionada por el bienestar y la salud y amante de los aceites esenciales. Tiene un bachillerato en comunicaciones y relaciones públicas, y además es consejera en lactancia, asistente de parto y postparto *(doula)*, consultora en educación en el hogar y de diferentes estilos de alimentación. Se presenta aquí como autora de su primer libro sobre bienestar, autoayuda, autosanación y espiritualidad. Lleva más de diez años impartiendo charlas, talleres, conferencias y seminarios sobre cómo vivir una vida en bienestar que, junto al propósito de vida de cada ser humano, traerá abundancia. Su ecuación personal es: bienestar + propósito = abundancia. Su pasión es enseñar la autosanación con pasos fáciles y sencillos, que faciliten que las personas vivan más saludables y felices junto a la sabiduría milenaria de los aceites esenciales. Su mayor satisfacción es ver cómo las vidas son transformadas al conocer y experimentar el poder que Dios nos ha regalado en la autosanación.

«La perfecta voluntad de Dios es que vivas en Salud, y los aceites esenciales son el amor de Dios manifestado en moléculas.»

Yamilé C. Vicéns Basset

Referencias

1. Curso Emotional Release with Essentials Oils con David Stewart Ph.D. D.N.M.

2. Quantum Healing del Dr. Deepak Chopra, explicado en el libro de Karol Trumman

3. Los sentimientos que se entierran con vida nunca mueren de Karol K. Trumman

4. Guía de referencia de aceites esenciales, sexta edición, de Life Science Publising.

5. The Chemistry of Essential Oils Made Simple: God's Love Manifest in Molecules de David Stewart Ph.D. D.N.M.

6. Reference Guide for Essential Oils de Connie y Alan Higgley (2018)

7. El experimento de la intención de Lynne McTaggart

8. Experimento del agua del Dr. Masaru Emoto.

www.ingramcontent.com/pod-product-compliance
Lightning Source LLC
Chambersburg PA
CBHW060414090426
42734CB00011B/2320